LES PREMIERS APOTHICAIRES RÉMOIS

1311-1700

Par le Dr Pol GOSSET

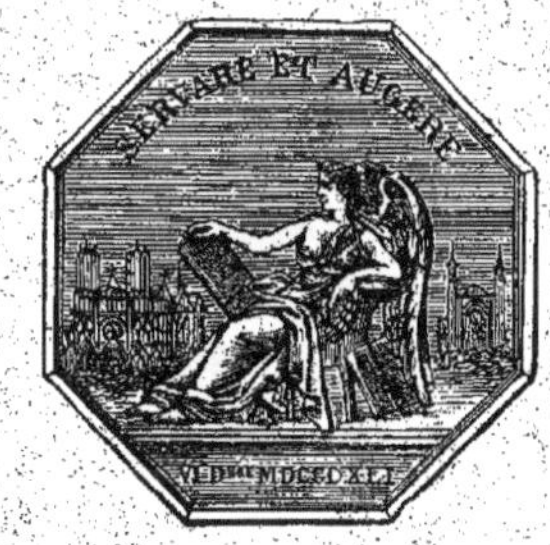

REIMS

IMPRIMERIE DE L'ACADÉMIE

24, rue Pluche, 24

1904

LES
PREMIERS APOTHICAIRES RÉMOIS

1311-1700

Par le Dr Pol GOSSET

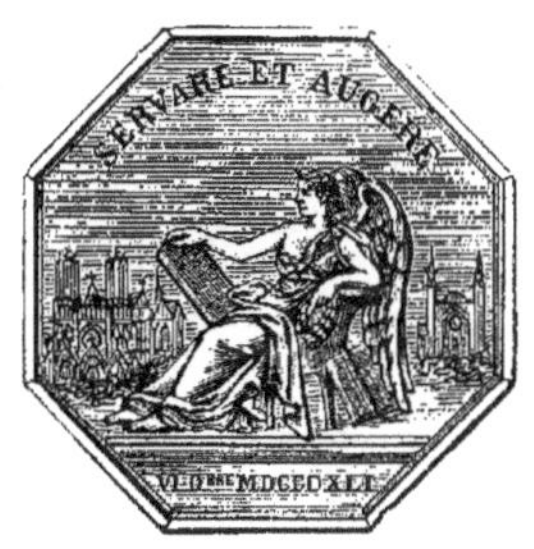

REIMS

IMPRIMERIE DE L'ACADÉMIE

24, rue Pluche, 24

1904

Extrait du tome CXV

des Travaux de l'Académie de Reims.

Tirage à part à 80 exemplaires,
dont 4 sur papier vergé.

En mémoire de mon Père,

Émile-Jean-Baptiste GOSSET,

Pharmacien a Reims de 1864 a 1882,

décédé a Reims, le 28 Octobre 1896.

LES PREMIERS APOTHICAIRES RÉMOIS

Un arrêt du Parlement de Paris de 1536 servait de règlement provisoire aux apothicaires-épiciers de la capitale ; par des lettres patentes de 1552 et de 1554, Henri II voulut que le même règlement fût observé par les marchands apothicaires-épiciers de la ville de Reims.

De 1552 à 1791, l'histoire des apothicaires est relativement facile à écrire, car une grande partie des papiers de la communauté a été conservée aux Archives communales, ainsi que les deux volumes des conclusions : le second registre, qui va de 1701 à la fin du XVIIIe siècle, a été mis à profit dans une précédente monographie (1) ; le premier registre, commencé en 1575 et terminé en 1702, était alors égaré ; il vient d'être retrouvé aux archives de la ville (2), ce qui nous a permis de compléter nos recherches sur les apothicaires rémois.

Les rares documents que nous avons sur la période an-

(1) Les détails donnés dans la première étude me permettront d'être plus bref dans la présente monographie, dont les lettres royales, la reproduction d'un sceau et une longue liste d'apothicaires rémois font tout l'intérêt.

(2) On lit en tête du premier feuillet : *Libvre de la communauté des appoticaires et espiciers de la Ville de Reims*, signé Bourgeois ; et en tête du second feuillet : *En ce livre sont les conclusions, chef d'œuvres tant de phamacye que d'espicerye et élections des maistres jurés et droictz des apprentis.*

L'inventaire des archives de la communauté a été publié dans mon précédent travail *Les derniers Apothicaires Rémois*, pages 29 à 31. Ces pièces étaient alors perdues ; elles ont été retrouvées presque toutes avec le premier registre.

térieure au milieu du XVIe siècle ne nous apprennent pas comment on devenait apothicaire; ils ne manquent cependant pas d'intérêt : c'est tantôt un nom et une date, un fragment de biographie, tantôt un mémoire ou une indication de demeure.

Pluche a conservé tout à fait par hasard l'épitaphe du premier apothicaire rémois connu (1) ; elle était dans le cloître des RR. PP. Cordeliers où il l'avait copiée comme type d'écriture gothique :

> **Ci devant gist en cette aire**
> **Li cors Thomas l'apothecaire**
> **Qui passa nuef jours en janvier**
> **L'an trois cens onze et un millier.**
> **Diex qui venra pour nous jugier**
> **Le vuelle avec lui hebergier.**

Dans le rôle des taxes levées à Reims lors du couronnement de Philippe de Valois, en 1328, Guyot, l'unique apothicaire de la ville, est cité parmi les habitants du Marché aux Draps, «ou on ha acoustemé à vendre soullers de cordouen, de vache, de basenne et cuir et y meton huges et estaus » (2). L'emplacement du Marché aux Draps est à peu près occupé aujourd'hui par le marché couvert. L'apothicaire Guyot avait certainement un bel étal, car il fut taxé beaucoup plus cher que ses voisins, dix livres.

Les médicaments qu'il y vendait étaient les mêmes que ceux qui sont nommés avec leur prix au chapitre des

(1) Pages 209 et 210 et planche XVII du tome VII du *Spectacle de la Nature*, édition de 1770.

(2) VARIN. *Archives administratives de la ville de Reims*. Tome II, 1re partie, page 504.

dettes de l'Inventaire (1) de Richard Picque, archevêque de Reims (1389). Il avait été payé à Henri le Boutillier :

Une lib. tourbentine	IIII s.	
Une décocion d'erbes	VIII s.	
Un oignement devisé par maistre Denis.	VIII s.	
Demi-livre de poy blanche..........		IIII d.
Une quarteron de nois muguettes....	VI s.	
Une once de saffren..............	VII s.	
Une once de sang de dragon........	II s.,	IV d
Demi-livre arrement	II s.	
Une recepte de cassia fistre	VII s.	
VI pil. aguisés, prisiés par pluiseurs fois	VI s.	
Un loccuaire cordial	XXXII s.	
Une livre d'encens................	XII s.	
Une livre de poudre fine............	XI s.	
Pour estofes prisiés par le mareschal, par pluseurs fois, pour les chevaux de Monseigneur	XVIII s.	

L'identification de quelques-uns de ces produits n'est pas aisée ; pourtant il est facile de reconnaître la térébenthine, le sang dragon, et peut-être les noix muscades et l'assa fœtida. Cette liste de produits variés justifie bien le titre de marchands apothicaires-épiciers donné aux pharmaciens d'autrefois.

Pour le xve siècle, il n'y aurait guère que des noms à citer : S. François, Robert le Galoys, Milet Coquelet, Gobin

(1) TARBÉ. *Inventaire après le décès de Richard Picque, archevêque de Reims.* Société des Bibliophiles de Reims, 1842. Le même texte a été publié plus correctement par Varin, dans les *Archives administratives de la ville de Reims.* Tome III, page 756. C'est celui qui est donné ici.

Persin, qui faisait partie du conseil de ville lors du sacre de Charles VII (1429) comme son confrère Symonet Prevostin, honorable homme et sage maître François Symon, P. Lefraisne, cirier et apothicaire, sans un incident provoqué en 1459 par un apothicaire, Alberic Congnil, incident que Pierre Cocquault a rapporté tout au long dans son *Histoire de l'Eglise, ville et province de Reims* (1).

A Reims come par toute la chrestienté il se faict une procession solennelle le jour de la feste du St Sacrement ; mais en la procession qui se faict à Reims il n'y a rien de pareil en tout le monde. Le sacre d'Angers avec tout sa despence, les riches reposoires qui se font à Paris, n'est rien aux manificences, a l'ordre, a la gravité, modestie et dévotion qui est en celle de Reims. Un nommé Alberic Congnil, apothicaire demeurant à Reims, duquel mesme nous avons dict avoir attaqué l'intégrité du chappitre et de la ville en l'année (en blanc), avoit accoustumé de faire un reposoir devant sa maison, et là dessendoit sur le St Sacrement un chappeau de fleur. Cest homme pensant estre sage suivant la sagesse du monde, peser ses actions en la balance d'iceluy et non point acelle du sanctuaire, déclare qu'il ne veult continuer ce reposoir, ni mesme presenter ce chappeau a Dieu pour ne vouloir asuiecttir sa maison a telles servitudes en mesme temp plusieurs qui lui envioient ce bonheur que ceste arche d'alliance luy apportoit, ainsy que la seulle figure fit en la maison d'Obededon et a l'exemple de David qui voulut participer des benedictions d'icelles la fut avec joie retirer de chez Obededon pour la conduire en sa maison Robinet Aubert conduit de mesme affection et plain d'amour envers Dieu offrit sa maison pour resevoir non la figure mais la réalité de la figure qui est Dieu mesme.

Cocquault fait suivre sa relation de l'acte dressé par le

(1) Cinq volumes in-folio conservés au cabinet des manuscrits de la Bibliothèque de Reims.

chapitre au sujet du même fait ; il y est dit que Congnil demeurait rue Saint-Jacques-le-Joutier, proche le marché aux blés, et que Aubert était drapier et demeurait rue de l'Epicerie. Ces rues étaient voisines de la rue Bertin actuelle.

Un dernier nom reste à citer pour cette époque, celui de Jean Moët, élu receveur des deniers communaux en 1486 et en 1489. Moët était un bon citoyen qui ne vivait pas en égoïste dans une tour d'ivoire ; il était compagnon de l'arbalète, et c'est chez lui qu'on répéta le mystère de la Passion qui fut joué à Reims à la Pentecôte de 1490. « Le 3e janvier 1489, on commença à recorder la Passion en la maison de Jehan Moët à Courcelles », a écrit Jean Foulquart, procureur de l'Echevinage, dans d'intéressants *Mémoires*, publiés dans la *Revue de Champagne et de Brie* de 1879. Peut-être même, Moët tenait-il un rôle dans ce drame qui fut joué plusieurs fois en mai. « 1 juin. La mère de la femme Jehan Moët luy fit présenter des cerises en une tasse en son trône. »

***

Avant le milieu du XVIe siècle, aucun règlement n'était imposé aux apothicaires de Reims.

En 1536, le 3 août, l'abbé de Sainte-Geneviève de Paris et ses moines, qui prétendaient à l'encontre des maîtres jurés apothicaires avoir seuls le droit de visite chez les apothicaires et les épiciers du faubourg qui leur appartenait, furent condamnés par le Parlement, et la Cour, qui voulait le bien et la régénération de la pharmacie fit entrer dans son arrêt un règlement provisoire pour les maîtres apothicaires de Paris : les candidats à la maîtrise devaient savoir le latin, — il leur fallait ouïr pendant un an, et deux fois par semaine, les leçons des médecins. —

le chef-d'œuvre et les examens devaient être passés en présence des médecins et des apothicaires, — les apothicaires jurés devaient s'adjoindre des médecins pour visiter deux fois par an les boutiques des confrères, — aucun médicament ne devait être délivré sans ordonnance des médecins, — enfin, il était fait défense de renouveler les ordonnances.

C'est cet arrêt en forme de règlement que R. Thevrault, Pierre Pasté, Jean Le Senne, docteurs en médecine de Reims, et Jean Noblet, docteur régent de Paris, supplièrent le roi de rendre exécutoire pour la ville de Reims. Henri II acquiesça à leur demande par ses lettres patentes du 9 novembre 1552 ; et comme le bailli de Vermandois tardait à faire publier ces lettres, le roi renouvela sa volonté formelle par lettres patentes en date du 12 juillet 1554 (1). Cette fois, arrêt et lettres patentes furent lus aux carrefours de la ville par un sergent royal accompagné de trompettes selon la coutume.

L'arrêt du Parlement n'était que provisoire, mais il servit longtemps de règlement aux apothicaires de Reims. En 1663, ils donnèrent pouvoir à plusieurs de leurs collègues « pour faire dresser les articles nouveaux desd. statutz et règlement au plus tôt » (2) ; s'ils furent dressés, ils sont perdus et il y a peut-être longtemps, car c'est à eux que semble faire allusion une pièce signée d'un avocat consultant qui donne la marche à suivre pour rendre

(1) Les apothicaires, qui étaient toujours et en tout soumis aux médecins, avaient été obligés de leur remettre les lettres royales de 1552 et de 1554; elles ont été perdues avec les archives de la Faculté de médecine. Heureusement, la communauté des apothicaires les avait fait copier pour elle, ainsi que l'arrêt du Parlement, dans un registre in-folio de 36 pages, couvert en parchemin, qui a été conservé. Voir à l'*Appendice* les pièces I et II.

(2) Conclusion du 15 décembre 1663.

exécutoire à Reims le règlement fait pour Paris, attendu que les apothicaires sont « sans règlement à présent parce que l'ancien a esté perdu par la négligence de ceux qui les ont précédé » (1).

Les statuts de la Faculté de Médecine de Reims de 1662 s'occupent d'eux dans trois articles :

XXXVIII. — Chirurgi et pharmacopœi medicis velut præceptoribus honorem habeant ; in officio suo se contineant ; nullam majoris momenti operationem chirurgicam aggrediantur, neque medicamenta purgantia, potiones, pilulas, pulveres, apozemata, julapia, ullave nunquam narcotica ægris porrigant nisi ex medicorum præscripto.

XXXIX. — Pauperes medicorum, chirurgorum et pharmacopœorum opem frustra nunquam implorent.

XXXVI. — Decanus ille, cum eoque unus e sex senioribus, pharmacopœorum officinas quotannis lustrent, eorumque magisteriis præsint ; alioquin irrita habeantur (2).

Le dépouillement du *Livre de la Communauté* et des *Archives* donne des renseignements précis sur les conditions qu'il fallait remplir pour devenir marchand apothicaire ; on peut les résumer ainsi : l'apprenti entrait pour

(1) Mémoire sans date, signé Clignet. Coté F.

(2) Les visites chez les apothicaires et chez les épiciers étaient faites par deux médecins nommés par le bailli et par deux apothicaires; ils s'enquéraient de la qualité des médicaments et des épices, qui étaient saisis et brûlés quand ils étaient de mauvaise qualité. Une sentence du bailliage du 14 avril 1576 enjoint de surveiller les épices « qui sont faictes de poustres et pailles de gingimbre qui n'est que ordure, indigne d'entrer au corps humain » (7 B). Ils se renseignaient aussi sur la quantité des drogues : « Certifions que ladite bouticle n'est suffisamment fournie des drogues et compositions pour faire les médecines contenues aux receptes qui sont pendues au crocques. » (Procès-verbal d'une visite chez Loys de Clemy, se disant apothicaire. 17 mai 1571.)

quatre ans chez un maître qui, aux termes du contrat qui les liait (1), devait le loger, le nourrir et lui apprendre le métier « au mieulx que faire le pourra et autant que le dict apprenty en pourra comprendre. » En échange, l'apprenti donnait son temps et payait en quatre échéances une somme qui était en rapport avec la notoriété du maître, mais qui surtout augmenta avec les années : 80 livres tournois en 1572 chez Jehan Colbert ; 50 écus soleils en 1592 chez Jehan Bourgeois ; 60 écus soleils en 1598 chez Jehan Rainssant ; 108 livres tournois en 1604 chez Jehan Gillet.

L'apprentissage proprement dit terminé, il fallait encore servir les maîtres six ans, et sans doute à ce moment suivre les leçons des médecins pendant un an ; les archives des apothicaires rémois ne nous apprennent rien de précis à cet égard.

Puis, si une place de maître devenait vacante, l'apprenti, qui devait avoir au moins vingt-cinq ans d'âge, présentait requête pour être admis au *chef-d'œuvre d'épicerie*, qui pendant deux siècles et demi consista presque toujours en une cuisson d'amandes confites ou d'anis confit et musqué, une conserve de roses et la fabrication d'un cierge de cire blanche.

Venait ensuite *l'examen de pharmacie* sur lequel le registre ne donne pas de détails, suivi du *chef-d'œuvre de pharmacie* passé en présence de deux docteurs en médecine et de tous les apothicaires.

Pour cette dernière épreuve, on exigeait plusieurs préparations, généralement quatre ; les plus demandées étaient la poudre *diarrhodon abbatis* de Nicolas, la poudre

(1) Lire à l'*Appendice* (III) le plus ancien contrat d'apprentissage connu, celui de Jean Barard, de Reims, 1572.

diamargaritum frigidum, l'emplâtre de Vigo, la confection d'hyacinthe de Joubert, l'onguent *martiatum* et l'électuaire *diacarthami* d'Arnaud de Villeneuve.

La *Pharmacopée* de Bauderon est pleine de détails précis sur ces produits, il est donc inutile d'insister ; deux pourtant retiendront notre attention parce qu'ils fortifient les débiles et récréent ceux qui sont exténués (Bauderon), et qu'à ce titre ils ne seraient pas déplacés dans notre thérapeutique, qui fait un si grand usage des toniques et des reconstituants. Le *diamargaritum* tirait son nom des perles d'Orient, *margaritæ*, qui entraient dans sa composition ; dans la confection d'hyacinthe, on broyait des saphirs, des topazes, du corail, des feuilles d'or et d'argent, etc... Bauderon n'exagérait donc pas quand il recommandait aux apothicaires de s'instruire avec les joailliers et avec des orfèvres expérimentés.

Ils auraient dû aussi suivre les leçons des naturalistes ; en effet, dans la composition de l'emplâtre de Vigo entraient des grenouilles vivantes, des vers de terre et de la graisse de vipère. Il est vrai que, par une convention tacite, à Reims comme à Paris, la graisse de vipère était remplacée par trois ou quatre couleuvres dépouillées de leur peau qu'on faisait bouillir avec les autres animaux.

Une fois pourtant, au chef-d'œuvre de pharmacie, les maîtres voulurent exiger de la graisse de vipère authentique, et le malheureux candidat, Jean Gillet, qu'on voulait sans doute évincer, dut faire parvenir une requête au bailli de Vermandois (1604). La nomination de Gillet ne fut que peu retardée.

J'ai insisté longuement, dans mon précédent travail, sur cette épreuve du chef-d'œuvre de pharmacie, qui n'était guère qu'une formalité. Pourtant, en 1631, Brodeau, trouvé insuffisant à son examen de pharmacie, ne fut autorisé à faire son chef-d'œuvre qu'à condition qu'il serait interrogé sur les simples qu'il emploierait pour ses compositions ; on lui fit préparer l'électuaire *de succo rosarum*, la confection d'Hamech, le sirop d'armoise et l'emplâtre de Vigo. Il manqua ses quatre préparations et le procès-verbal impitoyable relate toutes ses fautes : l'électuaire était trop cuit, le sucre presque brûlé, son sirop avait la consistance d'un julep ; il les recommença sans plus de succès. Brodeau ne fut reçu qu'en 1632 par les maîtres, « mus de compassion et en considération de sa femme et ung enfant qu'il a. »

Même malheur arriva, en 1637, à Simon Bourgeois, fils de Claude Bourgeois, apothicaire ; il fut trouvé « faible et débile » à son examen de pharmacie, et son chef-d'œuvre fut reconnu « rempli de confusion et d'insuffisance. » Il fut reçu par pitié et en considération du grand âge de Claude Bourgeois « à condition toutefois de rester deux années entières sous la férule de son dit père » ; en outre, il n'avait pas le droit d'assister aux séances.

La liste des apothicaires reçus serait facile à établir si le registre avait été exactement tenu ; cependant et malgré des lacunes évidentes, on peut dresser un intéressant catalogue qui commence en 1576, qui remonte même plus haut, grâce à une pièce des archives (1), grâce surtout à une liste d'apothicaires et d'épiciers écrite sur le second feuillet du premier registre.

Apothicaires en exercice en 1561

1557 (?) Antoine Blondeau.
Pierre Blondeau.

(1) Procès dans lequel les apothicaires au nombre de onze sont défendeurs (1561); les noms de cinq d'entre eux ne nous étaient pas connus.

Jehan Richier.
Jehan Richelet.
1557 (?) Jehan Legros.

« *Ensuyvent les noms des appoticaires et espiciers estant du temps que le dict livre a esté commencé et qui ont signé les dictes affaires jusques en l'an 1580* »

Julien Colardin, l'aisnel ;
Jehan Colbert, l'aisnel ;
Nicolas Jolytemps ;
Germain Legay ;
Nicolas Lelarge ;
Jehan Bourgeois ;
Adam Colbert ;
Pierre Colbert ;
Henry Collardin ;
Pierre Soret ;
Pierre Richelet ;
André Denys ;
Jehan Colbert ;
Jehan Lelarge ;
Nicolas Gaultier ;
Loys de Clemy ;
Claude Bourgeois ;
Jehan Rainssant ;
Jehan Colbert, le jeune ;
Julien Colardin.

Les cinq derniers sont inscrits dans l'ordre de leur réception, puisque nous savons que de Clemy fut reçu le 15 septembre 1576, Bourgeois le 5 décembre 1576, Rainssant en 1577, Jehan Colbert le 30 juillet 1583 et Colardin le 9 décembre de la même année ; il est à peu près certain que les quinze autres noms sont écrits dans l'ordre imposé par la date de leur réception.

Le dépouillement du registre donne la liste de ceux qui ont été reçus depuis 1576.

6 décembre 1595, Guillaume Richelet, fils de feu Pierre Richelet, apothicaire ;

20 juillet 1599, Oudart Soret, fils de feu Pierre Soret, apothicaire ;

24 août 1601, Jacques Caillet ;

8 août 1602, Jehan Lelarge, fils de Jehan Lelarge, apothicaire ;

7 juillet 1604, Jean Gillet ;

1606, Augustin de Clemy, fils de Louis de Clemy, apothicaire ;

7 août 1608, Henry Cailliet ;

11 mai 1609, Pierre Culoteau ;

1610, Jean Cailliet, fils de Jacques Cailliet, apothicaire ;

8 juillet 1610, Jehan Bourgeois le jeune, fils de Jehan Bourgeois l'aîné ;

Février 1614, Pierre Blervache ; il présenta ses deux fils comme apprentis, Claude en 1630 et Jean en 1634 ;

10 août 1623, Nicolas Roland ;

30 juillet 1627, Nicolas Richelet, fils de Guillaume Richelet, apothicaire ;

23 décembre 1631, Nicolas Tibaron (1) ;

4 août 1632, François Brodeau ;

2 août 1634, Gérard Ponsart ;

3 septembre 1635, Pierre Le Pescheur, fils de Le Pescheur, chirurgien à Reims ;

22 novembre 1636, Jean Lelarge, fils de Jean Lelarge, apothicaire ;

17 février 1637, Simon Bourgeois, fils de Claude Bourgeois, apothicaire ;

(1) 1662. Nic. Thibaron loue pour 9 ans une maison où pend l'enseigne *Le petit Cernay sur Cerf*, au coin de la rue d'Oignon (rue de Monsieur, aujourd'hui rue Courmeaux) à raison de 200 livres par an. H. Jadart. *Les Enseignes de Reims*. 1904, p. 213.

Juillet 1638, Jacques Lefranc ;

6 août 1640, Julien Caillet, fils de Henry Caillet, apothicaire ; il mourut le 22 décembre 1690, à 74 ans ;

6 août 1640, Jacques Delestre ou Delaistre ;

1640, Nicolas Richelet, fils de Pierre Richelet, chirurgien ;

5 août 1641, Claude Suisse, fils de Jean Suisse (1) ;

1647, Nicolas Culoteau ;

15 décembre 1649, Henry Bourgeois.

Pendant les dernières années, le registre est tenu de plus en plus négligemment.

Remy Bruint ou Brunet ;

Remy Lhermite mourut le 31 mars 1668 ;

Camuset mourut le 24 mai 1671;

J... Bourdin ;

Claude Lecointre mourut le 9 septembre 1671 ;

Chantreau ;

Henri Leboucque ;

Jacques Bourguet, mourut le 10 mai 1701, à 79 ans ;

Raoul Raulin ;

Suisse ;

Bourgeois ;

Pierre Desmolins ;

Etienne Michel, mourut le 18 octobre 1694, à 67 ans ;

Henry Bourgeois ;

17 septembre 1680, Jacques Caillet ;

14 juin 1689, Philippe Camuzet ;

6 mars 1700, Jacques Desmolins mourut en 1737.

***

Les apothicaires de Reims étaient-ils heureux ? Leur profession était-elle lucrative ? Il faut en douter quand on

(1) 1673. C. Suisse loue pour 6 ans, à raison de 150 livres par an, une maison à l'enseigne du *Petit Credo*, rue de la Fourbisserie. (Rue Carnot). H. JADART. Loc. cit., page 214.

voit le nombre des maîtres en exercice diminuer d'année en année. Au XVIe siècle, il y eut à Reims jusqu'à 22 apothicaires exerçant en même temps, avec une moyenne de 16 à 18 ; en 1601, il n'y en avait plus que 6 ou 7, et, en 1701, 5 seulement, qui vivaient mal de leur métier. Ils n'avaient pas d'apprenti et faisaient tous leurs efforts pour détourner leurs enfants d'une si chétive profession.

La concurrence était grande : chirurgiens, épiciers, moines, opérateurs, une fois même un médecin, vendaient des médicaments au mépris des règlements ; d'où des procès nombreux dont les pièces forment la presque totalité des archives de la corporation.

Les chirurgiens surtout étaient, au dire des apothicaires, des personnages bien impudents. Ils faisaient de la pharmacie au rabais et préparaient eux-mêmes les médicaments qu'ils vendaient : « Que ne doit-on pas craindre dans une opération de chirurgie, dans la saignée même, de la part du chirurgien qui s'est durci la main et a perdu le tact en pilant dans un mortier ou maniant les instruments du fourneau, aussi bien que de la chaleur qui excite quelque tremblement. » Et quels sont les médicaments qu'ils employaient ? Le jalap, la scammonée, l'émétique ; on leur reprochait même d'employer l'opium ! D'où des accidents nombreux suivis quelquefois de condamnation. « Nouvellement, le sieur Delarbre, lieutenant des chirurgiens, donna à la femme du sieur Houblié, dans le cours de ses règles, un purgatif qui la mit dans un état si triste que, ne pouvant trouver dans les paniers de ce chirurgien les remèdes dont elle avait besoin, elle fut obligée de faire venir le médecin qui les trouva chez l'apothicaire. »

Le réquisitoire continue violent contre les chirurgiens, qui ne savaient même pas leur métier. « Ils voyent tous les jours la ville dans la triste nécessité d'aller chercher du secours dans les villes voisines pour les grandes opérations comme le bubonocèle, la taille, la cataracte. »

Ils sont sales, et les apothicaires citent, à l'appui de leur dire, un fait qui montre combien était grand l'esprit d'observation de nos ancêtres. « M. Petit, architecte. me « dit que pour une légère incommodité de laquelle il se « plaignait, son chirurgien lui avait donné une potion « rafraîchissante ; quelques jours après l'avoir prise, il « sentit une légère chaleur dans deux joues et que, en « deux mois de temps, il s'y était formé deux dartres « qu'il gardait il y avait plus de six ans, qu'il avait essayé « de faire guérir sans réussir, et il attribuait ces dartres « à son chirurgien, qu'il imaginait de ce que après avoir « pansé un ulcère vérolique, la matière qu'il avait rap- « porté dans l'interstice de ses ongles dissoute dans le « remède qu'il avait coulé luy avait donné ces dartres, « et il n'est pas impossible de croire cela parce que nous « avons vu arriver dans une sage-femme de cette ville à « qui il s'était fait une légère écorchure au petit doigt « accoucher le lendemain une femme qui avait la vérole « donner par le moyen de son doigt la vérole à plus de « quatre-vingt personnes. »

Enfin, aucun moyen ne répugne aux chirurgiens quand il s'agit de se faire payer ; chez l'épouse de M. Langlois, receveur de Monseigneur l'Archevêque, le chirurgien traitant eut l'adresse de se faire remettre son mémoire dont on lui contestait le chiffre, et, pour empêcher qu'il ne fût présenté en justice, il écrivit en tête : mémoire pour maladie vénérienne (1).

(1) Ces faits sont tirés d'une requête des apothicaires de Reims aux médecins de Paris et à M. Dodart (médecin de Louis XV, de 1718 à 1730) pour les supplier de travailler au nouveau règlement

Il faut remarquer ce curieux trait de mœurs, les noms des malheureux malades sont écrits en toutes lettres dans les deux cahiers de doléances envoyés aux médecins de Paris.

Les épiciers étaient aussi des concurrents redoutables. Ils ne devaient vendre que de l'épicerie, à la différence des apothicaires-épiciers qui, seuls, pouvaient vendre et des médicaments et des épices ; mais ils prenaient les droits qu'ils n'avaient pas, témoin ce procès de 1702 qui est la répétition de beaucoup d'autres, moins toutefois les circonstances qui, à deux siècles de distance, nous font sourire. Plusieurs particuliers étaient soupçonnés de vendre des tablettes purgatives ; munis d'un pouvoir régulier, deux apothicaires, escortés d'un huissier, visitèrent quelques boutiques ; au moment où ils entraient chez Arnoult Grenier ou Garnier, l'apothicaire Desmolins et l'huissier qui étaient en avant virent la femme Garnier vendre desdites tablettes. Ils saisirent la boîte et voulurent sortir, mais Garnier, sa femme et sa servante leur firent violence, ils prirent la perruque de l'apothicaire, la jetèrent dans la boue et déchirèrent son justaucorps en l'injuriant. L'autre apothicaire survint avec le commissaire ; l'épicier recommença ses injures et empêcha la continuation de la visite. « Bougre de chien, criait-il à Desmolins, tu me rendras ma boîte, et si vous ne sortez d'ici, je vous tuerai ! Où est ce poids de douze livres que je leur casse la tête ? » L'irascible épicier dut payer des dommages-intérêts ; cette condamnation n'était que trop méritée.

qu'on prépare pour les chirurgiens ; — et d'un mémoire rédigé sur l'invitation des médecins de Paris et de Reims, qui s'oppose aux prétentions des chirurgiens de vendre des médicaments à leurs malades. Les minutes de ces deux pièces sont dans les papiers des apothicaires en plusieurs exemplaires.

Les apothicaires n'eurent guère à plaider contre les opérateurs (on appelait ainsi une classe de chirurgiens qui faisaient de grandes opérations, telles que les tailles), qui exerçaient les trois arts de médecine, de chirurgie et de pharmacie sans en avoir le droit (1) ; le plus souvent, ils ne faisaient que passer et annonçaient leur arrivée par des placards collés aux carrefours de la ville (2).

Les religieux, les religieuses réussissaient, et fort bien, à restreindre les bénéfices des apothicaires. « Il y a, entre autres, une religieuse pharmacienne de l'Hôtel-Dieu, qui a tellement su gagner la confiance des familles bourgeoises qu'elle seule fournit plus que tous les apothicaires de la ville ensemble aux malades de ces familles où elle se fait transporter à telle heure du jour qu'on la souhaite, et l'on ne dira pas trop que de sa pharmacie elle gagne, soit pour elle, soit au profit de sa maison, plus de 4.000 livres (3). »

Une seule fois, en 1645, on vit dans un procès les apothicaires de Reims demandeurs et un médecin défendeur. Nicolas Rainssant, docteur-régent de la Faculté de Médecine de Reims, le père du garde du cabinet des médailles de Louis XIV, s'était arrogé le droit de préparer, de composer et de donner des médicaments à ses malades, prétendant, il est vrai, qu'il ne préparait que des médicaments chimiques dont les pharmaciens n'avaient pas la connaissance ; ce que ceux-ci contestaient en parlant de leurs études et en offrant de prouver leurs dires par « une expérience publique à la censure de tous les médecins et

(1) Procès Jean de La Ruelle, 1616.

(2) Affaires Jacques Broux, 1638.

(3) Minute d'une requête présentée au roi pour voir réduire la taxe de joyeux avènement (1714), dans laquelle les apothicaires peignent leur détresse.

à la vue de tous les habitants ». Ils ajoutaient qu'il n'était pas bon que les deux professions fussent réunies dans les mêmes mains, que l'esprit de l'homme est borné et ne peut pas s'étendre avec bonheur dans diverses directions ; ils demandaient enfin, dans leur mémoire, qui est curieux mais un peu long, que Rainssant fût condamné aux dépens et que défenses lui fussent faites de préparer des médicaments. Il est raisonnable de penser que M. le Bailli de Vermandois rendit une sentence en ce sens.

Les apothicaires, on le voit par ce résumé très abrégé de leurs misères, n'avaient pas tort de se plaindre de la concurrence qui leur était faite et il est facile de comprendre pourquoi Reims qui avait eu jusqu'à 22 apothicaires en même temps n'en avait plus que 5 au commencement du XVIIIe siècle.

APPENDICE

I. — Lettres patentes du 9 novembre 1552.

Henry, par la grâce de Dieu, Roy de France, au bailly de Vermandois ou son lieutenant, salut. Nos chers et bien amez Regnault Thevrault, Pierre Pasté et Jean le Senne, docteurs en médecine en l'Université de notre ville de Reims, Jean Noblet. docteur régent en l'Université de Paris joint, nous ont fait humblement exposer que par cy devant et dès le troisième jour d'aoust mil cinq cent trente six arrest serait intervenu en notre cour de Parlement de Paris, la cause duquel est cy attaché soubz le contre-scel de nostre chancellerie et autre arrest confirmatif contenans plusieurs reglemens, statutz et ordonnances pour le fait des chirurgiens, apoticaires, espiciers et serviteurs des veues d'iceux en la ville et faux bourgs de Paris lesquels lesdits supplians feraient volontiers garder et entretenir en notre dite ville et faux bourgs de Reims en laquelle et ès villes et villages d'alentours d'icelle se commettent plusieurs faultes et abus par aucunes personnes exerçant lesdits estats de chirurgiens, apoticaires et espiciers non deuement lettrées et expérimentées es dits estats au moien de quoy sont par ci devant advenus et adviennent journellement plusieurs inconvéniens au grand préjudice et dommaige de la chose publique nous humblement requérant sur ce leur impartir nos lettres à ce nécessaires. Nous, à ces causes, voulons lesdits statuts et ordonnances contenues par ledit arrest concernant lesdits estats de chirurgiens, apoticaires, espiciers et empiriques en notre dite ville et faux bourgs de Paris estre observez, gardez et entretenus, comme il est bien requis et nécessaire à la chose publique, vous mandons, commettons et enjoignons par ces presentes que vous ayez les reglemens contenus par le dit arrest ou il vous apparestra d'iceluy en forme deue et probante faire garder et observer en nostre dite ville de Reims, villes, bourgs et villages d'alentour d'icelle de point en point selon la forme et teneur et a ce faire souffrir et obeyr, contraignen ou faire contraindre tous ceux qu'il appartiendra et qui mesme seront à contraindre par toutes voies deues et raisonnables selon qu'il est porté et contenu par lesdits arrests nonobstant oppōōn ou appellāōns quelquonques et sans préjudice d'icelles pour lesquels et attendu qu'il est question de police ne veulent estre aucunement différé. Car tel est nostre bon plaisir nonobstant quelquonques lettres au contraire.

Donné à Reims le neuf[e] jour de novembre l'an de grâce mil cinq cens cinquante deux et de nostre règne le sixième.

Par le roy a la relou du conseil.

ROBILLART.

II. — Lettres patentes du 12 juillet 1554.

Henry, par la grâce de Dieu, Roy de France, au bailly de Vermandois ou son lieutenant au siège de Reims, salut. Combien que par nos lettres patentes du neuf[e] jour de novembre mil cinq cens cinquante deux cy attachés soubz le contre scel de nre chancellerie, nous vous avons mandé et enjoint faire garder, entretenir et observer en nostre ville de Reims, villes bourgs et villages d'environ, un arrest de nre court de Parlement de Paris donné le trois[e] jour d'aoust l'an mil cinq cens trente six concernant l'ordre, reiglement, statut, ordonnance et police des chirurgiens, apoticaires et espiciers et serviteurs des vefves d'iceux estans et residans en nre dite ville de Paris, et à souffrir et obéir au contenu d'iceluy, contraindre tous ceux qu'il appartiendrait par les voyes dues et accoustumées et ainsy que les contient ledit arrest, et nonobstant aucunes oppositions ou appellāōns, pour lesquelles, attendu qu'il estait question de police, n'aurions voulu estre différé. Toutesfois vous n'auriez aucunement procédé à ladite publicāōn ne à faire garder et observer en nostre ville de Reims, et villes, bourgs et villages des environs d'icelle ledit arrest de nostre court ainsy que nostre vouloir et intention en estait, et cependant est advenu et pourait advenir plusieurs grands inconvénians en la délivrance et distribuōn de drogues fauses et sophistiqués qui ce fait en nostre ville de Reims et ès environs d'icelle par plus[rs] chirurgiens, apoticaires, espiciers et aides non expérimentés et entendus es ditz estatz.

A ces causes et afin de donner un bon ordre et reiglem[t] en la délivrance et distribution qui ce faict en n[re] dit baillage des drogues pour l'entretenement de la santé de nos subjects vous mandons commendons et très expressement enjoignons par ces présentes qui vous serviront pour seconde, tierce et dernière jussion que incontinent après la réception de ces présantes ou au plus tard un mois après vous ayez à publier, faire garder, entretenir et observer en nre ville de Reims, villes, bourgs, villages des environs d'icelle les arrestz de nre dite Court dudit troisième août mil cinq cent trente six, ensemble les reiglements contenus en iceluy de point en point selon leur forme et teneur. Et à ce se souffrir et obéir, contraignez et fait contraindre les dits chirurgiens, apoticaires et epiciers et serviteurs des vefves d'iceux et tous autres qu'il appartiendra et qui pour ce seront à contraindre par toutes voyes manières dues et raisonnables selon qu'il est porté et contenu par les dits arrestz nonobstant oppōons ne appellāons quelqu'onques et sans préjudice d'icelles Pour lesquelles attendu qu'il est question de police ne voulons estre aucunement differé car tel est nostre plaisir nonobstant quelqu'onques lettres à ce contraire.

De ce faire vous avons donné et donnons plain pouvoir puissance et authorité, mandons et commandons à tous nos justiciers officiers et sujetz que à vous en ce faisant soit obéy.

Donné à Reims le douzième jour de juillet l'an de grâce mil cinq cens cinquante quatre et de nre règne le huitième.

Par le Roy en son conseil estably près la Royne.

De Loménie.

La copie de ces lettres patentes, faite au milieu du XVIIe siècle, par Claude Suisse, apothicaire, est précieuse, malgré ses incorrections, à cause de la perte des originaux.

III. — Contrat d'apprentissage de Jean Barard (1572).

Comparut Claude Barard marchant demourant à Reims et recongnut avoir loué les œuvres baillé et mis à serviteur et apprenty Jehan Barard son fils à ce présent a honorable homme Jehan Colbert l'aisné apoticquaire et espicier demourant à Reims a ce présent et acceptant le dict apprenty pour et durant quatre ans continuels et ensuivans commancez au jour sainct Jehan Baptiste dernier passé et finissans à pareil jour les dicts quatre ans revoluz, durant lequel temps ledict Colbert sera tenu et a promis de loger et nourir le dict apprenty et luy administrer son lict et autres necessitez accoustumez a bailler a ung serviteur et apprenty et luy monstrer et enseigner le dict estat dapoticquaire et espicerie au mieulx que faire le pourra et autant que le dict apprenty en pourra comprendre et moyennant ce le dict Claude Barard sera tenu et a promis de faire servir le dict apprenty audict Colbert durant le dict temps audict estat et aultres choses licites et honnestes sans que ledict apprenty se puisse departir sans cause legitime, et oultre ce de paier audict Colbert la somme de quatre vingtz livres tournois par les dictz quatre ans sur laquelle somme ledict Barard a payé audict Colbert d'advance pour la première année la somme de vingt livres tournois comme icelluy Colbert a confessé et dont il s'est tenu contant et le reste montant à soixante livres tournois ledict Barard sera tenu paier à icelluy Colbert ou au porteur les trois prochains jours de feste Sainct Jehan Baptiste suivans l'un l'autre par égalle porcion. Et si a esté accordé entre les parties que sil advenoit que avant lesdictes années expirées ledict Colbert decedderoit en ce cas ledict Barard ne sera tenu paier sinon au prorata du temps que ledict apprenty auroit demouré en l'hostel dudict Colbert à la raison de vingt livres tournois par an jusques au jour du dict trespas, aussy que si le dict Apprenty se departoit dudict service avant iceulx quatre ans expirez sans cause légitime ce néantmoins icelluy Barard sera tenu de paier à icelluy Colbert entièrement la dicte somme ou ce quy resteroit à payer d'icelle somme de soixante livres tournois Et ce incontinant après icelluy departement sinon le radmener et luy faire parachever son dict service. Prometant les parties respectivement par leur foy de tenir entretenir paier fournir et acomplir le contenu cy dessus respectivement. Faict le dix huictiesme jour de juillet l'an mil cinq cens soixante et douze par devant nous notaires royaulx.

C. Mothe, Gérard.

IV. — Diplôme de Julien Colardin (1583).

A tous ceulx quy ces pn̄tes lr̄es verront ou orront, Nous Pierre Soret Maistre appoticaire et espicier juré de ceste ville de Reims et Pierre Richelet m^{e} app^{re} et espicyer comme substitué et esleu au lieu de Henry Colardin m^{e} appo^{re} et espicier juré de ceste ville de Reims, humble salut. Scavoir faisons a tous q suivant les letres patentes du roy données et octroiees pour ceste ville de Reims l'an mil cincq cens cincq^{te} deux et cincq cens cincq^{te} quatre touchant le reglement et police de la pharmacye et espicerye po^{r} icy la faire garder et observer en la forme et manière q^{lle} se garde et observe à Paris cōme plus à plain est déclaré en ung certain arrest pour ce donné et rendu en la Court de Parlement du jeudy troisiesme jour daoust mil cincq cens trente six Nous avons estimez bon utille et prouffictable pour la republicque à l'ymitation des plus célèbres villes de ce royaulme que ceulx qui auroient faict probation du temps suffisant de leur apprentissage et quy par leur labeur et industrye auroient acquis quelque bon scavoir et expérience en la pharmacye et espicerye en eussent de nous bonne et suffisante attestaōn et pour icelles causes et raisons inciter, nous certiffions q̄ Julian Colardin, natif de Reims, fils de Henry Colardin, m^{e} appo^{re} et espicyer dem^{t} aud Reims nous a donné suffisante probation de son apprentissage à l'affirmaon dudict Henry Colardin, son père, m^re^ appo^re^ aud Reims et atestaon signée de deux notres royaulx mesme nous a requis ledict Julien Colardin d'estre examyné et faire chef d'œuvre en nre art de pharmacye et espicerye affin d'exercer l'estat d'icy en avant s'il en estoit trouvé capable et après avoir covoquez noz confrères m^es^ appo^res^ et espiciers de ceste ville de Reims a scavoir Nicolas Lelarge, Jehan Bourgeois, Adam Colbert, Pierre Colbert, Henry Colardin, André Denys, Pierre Richelet, Pierre Soret, Jehan Colbert, Jehan Lelarge, Nicolas Gaultier, Loys de Clemy, Claude Bourgeois et Jehan Rainssant, tous m^es^ appo^res^ et espiciers de ceste ville de Reims pour sur la req^te^ dud. suppliant deliberer la déliberation sur ce prise de noz confrères luy avons donné jour de son examen et chef d'œuvre tant de la pharmacye et espicerye po^r^ et en la pnce des sus nommez et mesme m^e^ Nicolas de Blencourt et m^e^ Nicaize Marlot, docteurs en la faculté de Medecyne, respondre des poincts desquels par nous et les susd. docteurs en medecyne scroit interrogé touchant n^re^ art et estat et puis après dresser les compons telles q par nous luy auroit esté donné l'examen faict et chef d'œuvre parachevez tant de la pharmacye et espicerye en la pnce des susd. avons demandé l'advis des m^es^ anciens et autres touchant la responce et chef d'œuvre lesq. ont dict q. ne vouloient ni debvoient empescher q. led. Julian Colardin ne fut receu pour avoir suffisament respondu et faict sond. chef d'œuvre tant de pharmacye et espicerye et de mesme ont dict les sus dictz docteurs en medecyne et po^r^ ce nous l'avons estymé et estimons po^r^ bien et suffisament examyné et avoir bien faict led. chef d'œuvre Nous trouvons ledict Julian Colardin capable et suffisant d'exercer en ceste ville de Reims et en tous autres lieux l'estat de pharmacye et espicerye avons receu et recepvons ledict Julian Colardin m^e^ appo^re^ et espicyer et sur ce le serment pris en tel cas requis et accoustumé et prions à tous q empeschement ne luy soit donné à ce contraire ains support et ayde sy mestier en estoit et plus digne de fois de ce q dessus est escript nous avons scellé ces p̃ntes du scel de n^re c̃omunaulté avec nos signes manuelles cy mis le unziesme jour de decembre mil cincq cens quatre vingt trois.

BOURGEOIS RICHELET P. SORET

Po^r ces p̃ntes XVI s. p.
Po^r le scel VI s. p.

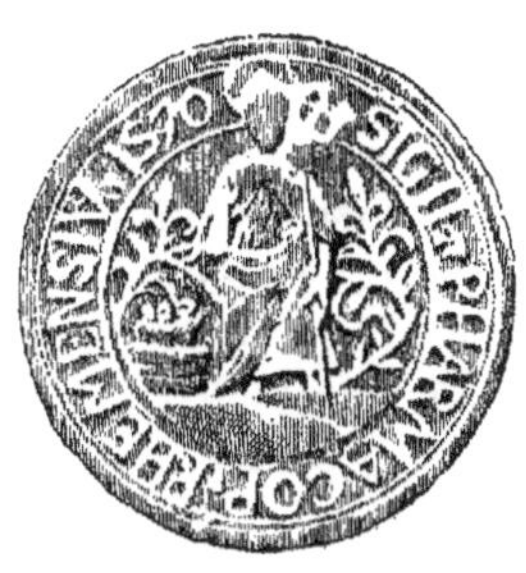

Le très mauvais état du sceau du diplôme n'aurait pas permis de le dessiner ; le modèle de celui qui est ici reproduit est dans la collection de sceaux des Archives Nationales. Il nous a été indiqué par M. l'archiviste Léon Legrand, à qui nous adressons tous nos remerciements.

Il représente le patron des apothicaires, saint Nicolas, mitré et crossé, entre deux tiges d'arbustes fleurdelysées ; près de lui, les trois enfants dans le cuveau.

La légende porte :

SIGIL. PHARMACOP. RHEMENSIV. 1570

Le diamètre est de 35 millimètres.

V. — Les Colbert, apothicaires.

Les Colbert cités dans la liste des apothicaires sont de la famille du grand ministre.

P. Clement, dans ses *Lettres, Instructions et Mémoires de Colbert* (t. I, pp. 475 à 486), a publié une généalogie que L. Paris attribuait à Félix de La Salle, bibliophile rémois du XVIIIe siècle. Jean Colbert, maçon à Reims, en 1489, a six enfants dont l'aîné, Gérard, est le trisaïeul de Jean-Baptiste Colbert, le ministre de Louis XIV.

Le second, Jean I, est apothicaire-épicier et juge-consul au tribunal établi à Reims par Charles IX ; il a de sa première femme, Barbe Foulquart, sept enfants, dont l'aîné, Adam, est apothicaire-épicier et épouse Jacquette Bourdon, et le cinquième, Jean, est lui aussi apothicaire-épicier.

Le troisième est père et grand-père d'apothicaires établis à Guise et à Saint-Malo.

Le quatrième, Jean II, est lui encore apothicaire-épicier à Reims.

Or, dans la liste écrite en tête du *Livre de la Communauté des Apothicaires*, on retrouve ces quatre noms : Jean l'aîné, Adam, Jean et Jean le jeune.

Il y a toutefois une difficulté : Jehan Colbert le jeune, le seul Colbert dont nous connaissons la date de réception à la maîtrise (30 juillet 1583), est indiqué comme fils de Pierre Colbert, apothicaire, avant la désignation des compositions qu'il a faites pour son chef-d'œuvre d'épicerie et de pharmacie. Jean, fils de Pierre, la généalogie n'en parle pas, non plus que de Pierre, apothicaire. D'où il faut conclure qu'il y a des erreurs ou des lacunes dans la généalogie citée.

Elle mériterait d'être dressée à nouveau avec toute la précision qu'on doit mettre aujourd'hui dans ce genre de travaux ; les nombreuses notes que M. Henri Menu a en portefeuille, tirées des minutes des notaires, pourraient compléter les actes de l'état civil.

Jean Colbert l'aîné est certainement celui qui fut reçu chevalier de l'Arbalète, le 3 mai 1526 (Varin. *Statuts*, vol. I, p. 322), et qui, par son testament du 23 janvier 1570, fit des dons à diverses églises (Givelet. *Saint-André de Reims*, 1866,

p. 113). Il mourut vers 1574 ; c'est en effet à cette date qu'il cessa de signer les reçus de l'argent qui lui était dû par son apprenti Barard.

Adam Colbert habitait sur la paroisse Saint-Symphorien.

Dans des notes que M. Menu a bien voulu mettre à notre disposition, on rencontre souvent le nom d'Adam Colbert qui acheta des vignes à Hermonville, en 1572, en 1574 et en 1582 ; mais le document le plus curieux dans lequel ce nom soit cité est un extrait des minutes de Jean Rogier, du 23 décembre 1568 : « Adam Colbert, apothicaire à Reims, et Pierre Desmolins l'aisné, hostelain, s'accordent au sujet d'un différend. Led. Desmolins avait prêté par amitié, il y a 5 semaines, aud. Colbert un cheval bayart pour aller à Pontfaverger panser Me Pierre Le Roy, notaire, malade d'une chute. Ledit cheval périt le même jour en arrivant à Pontfaverger par la faute et coulpe de Jehan Legaing domestique dudit notaire, qui mena ledit cheval à l'abreuvoir bien sain et net et le ramena ayant 14 coups de couteau au ventre. Ledit Colbert paiera 39 livres tournois avec son recours contre ledit Legaing. »

Il mourut à la fin du XVIe siècle ; dans une conclusion de 1598, il est dit, en effet, qu'elle est prise le jour du service de feu Adam Colbert.

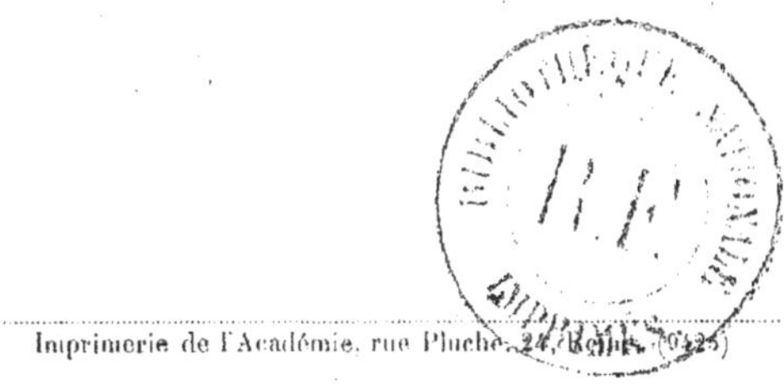

Imprimerie de l'Académie, rue Pluche, 24, Reims (9125)

www.ingramcontent.com/pod-product-compliance
Lightning Source LLC
LaVergne TN
LVHW050505160826
845677LV00003B/945

* 9 7 8 2 3 2 9 6 6 0 2 3 3 *